DE
L'APTITUDE DES CONSCRITS
AU SERVICE MILITAIRE

ET

DE LA ROBUSTICITÉ HUMAINE
DÉTERMINÉES PAR LES MENSURATIONS DU POIDS
ET DE LA TAILLE DU CORPS

COMMUNICATION FAITE AU CONGRÈS DES SOCIÉTÉS SAVANTES
DE BORDEAUX (SÉANCE DU 15 AVRIL 1903)

PAR

LE Dʳ ÉMILE TARTIÈRE

MÉDECIN-MAJOR DE 1ʳᵉ CLASSE, MÉDECIN-CHEF DE LA GENDARMERIE DE LA SEINE
CHEVALIER DE LA LÉGION D'HONNEUR, CHEVALIER DU MÉRITE AGRICOLE
LAURÉAT DE L'INSTITUT ET DE L'ACADÉMIE DE MÉDECINE

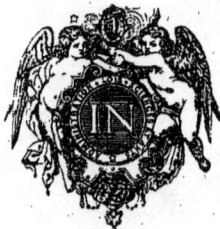

PARIS
IMPRIMERIE NATIONALE

MDCCCCIII

DE

L'APTITUDE DES CONSCRITS

AU SERVICE MILITAIRE

ET

DE LA ROBUSTICITÉ HUMAINE

DÉTERMINÉES PAR LES MENSURATIONS DU POIDS

ET DE LA TAILLE DU CORPS

DE

L'APTITUDE DES CONSCRITS

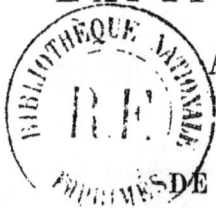

AU SERVICE MILITAIRE

ET

DE LA ROBUSTICITÉ HUMAINE

DÉTERMINÉES PAR LES MENSURATIONS DU POIDS

ET DE LA TAILLE DU CORPS

COMMUNICATION FAITE AU CONGRÈS DES SOCIÉTÉS SAVANTES
DE BORDEAUX (SÉANCE DU 15 AVRIL 1903)

PAR

LE Dʳ ÉMILE TARTIÈRE

MÉDECIN-MAJOR DE 1ʳᵉ CLASSE, MÉDECIN-CHEF DE LA GENDARMERIE DE LA SEINE
CHEVALIER DE LA LÉGION D'HONNEUR, CHEVALIER DU MÉRITE AGRICOLE
LAURÉAT DE L'INSTITUT ET DE L'ACADÉMIE DE MÉDECINE

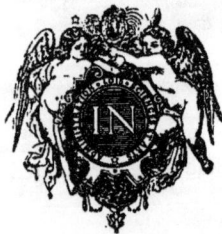

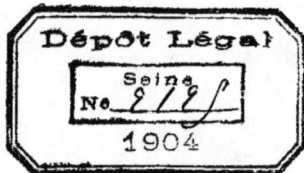

PARIS

IMPRIMERIE NATIONALE

—

MDCCCCIII

DE
L'APTITUDE DES CONSCRITS
AU SERVICE MILITAIRE

ET

DE LA ROBUSTICITÉ HUMAINE

DÉTERMINÉES PAR LES MENSURATIONS DU POIDS

ET DE LA TAILLE DU CORPS.

PRELIMINAIRES.

A l'heure actuelle, tout le monde se préoccupe de la meilleure façon de recruter les contingents annuels nécessaires à l'armée; le pays, qui s'impose de lourds sacrifices pour entretenir ce formidable instrument de défense qu'est l'armée française, a droit à ce que tout gaspillage ou tout embarras soit mis de côté.

Or c'en est un grand que d'admettre dans les rangs des individus incapables de supporter les fatigues et les travaux du métier militaire. La première règle de l'hygiène militaire a été toujours d'éliminer ces hommes qui sont une charge pour l'État qu'ils grèvent de journées d'hôpital et qui sont aussi un encombrement pour les chefs de corps.

Il faut donc, avant tout, éliminer les sujets douteux, autant que faire se peut. Mais n'oublions pas que les médecins militaires, faisant partie des conseils de revision, ne sont que des experts et, à ce titre, doivent faire passer leur conviction dans l'esprit des membres du conseil qui ont voix délibérative; et précisément dans les cas douteux le médecin aura d'autant plus de peine à les persuader que le conscrit n'aura aucune tare apparente ou maladie à signaler. Il faudrait donc, pour mettre fin aux hésitations de la commission, trouver une formule simple et compréhensible, une sorte de criterium exprimant le degré d'aptitude que doivent offrir les hommes appelés sous les drapeaux.

Cette question a attiré depuis longtemps l'attention des médecins chargés des opérations du recrutement. Beaucoup en ont cherché la solution dans les données du périmètre thoracique, comparé à la taille; mais le périmètre thoracique est un élément essentiellement variable, d'une mensuration délicate; aussi depuis quelques années fait-on entrer en jeu un élément jusque-là négligé : le poids. Disons tout de suite que c'est le poids dans ses relations avec les décimales de la taille qui est le principe de la méthode d'appréciation des conscrits, établie et mise en pratique par nous dans plusieurs conseils de revision et que nous allons avoir l'honneur de vous présenter. Mais auparavant nous voulons résumer dans un rapide historique les recherches de nos devanciers, les résultats qu'ils ont obtenus et qui nous ont guidé nous-même.

HISTORIQUE.

C'est depuis une époque relativement récente que le poids de l'homme occupe une place importante dans les traités d'hygiène.

C'est d'abord Quételet qui, vers 1832, publie ses statistiques à Bruxelles et fait des découvertes intéressantes sur le poids de l'homme à ses différents âges.

En 1846, Marschall, ancien médecin de l'armée anglaise, cherche à fixer un minimum de poids pour les conscrits, indépendant d'un minimum de taille.

En 1849, Boudin, dans le *Recrutement de l'armée*, consacre quelques lignes au poids et rappelle les recherches de Marschall.

En 1854, en Bavière, le conseiller Escherisch obtient qu'on pèse les recrues du contingent de trois années; les résultats sont utilisés par Meyer, en 1863, qui en tire ce rapport, à savoir que *le poids moyen offre de plus larges différences que la taille.*

En 1861, Vincent s'appuyant sur les recherches de Quételet, préconise la toise-bascule et démontre son avantage pour les cas douteux.

En 1863, Robert pèse dans son hôpital les malades et les convalescents pour lesquels le poids oscille entre 57 et 69 kilogrammes, tandis que chez les infirmiers il varie de 60 à 76 kilogrammes.

La même année, Allaire publie les *Études sur le poids et la taille de l'homme dans le régiment des chasseurs à cheval de la garde.* Il trouve un maximum de poids de 83 kilogrammes et un minimum de 48 kilogrammes.

Un peu plus tard, Bernard, dans *Études sur la taille et le poids du soldat français*, trouve un poids moyen de 64 kilogr. 956 avec, pour extrêmes, 81 kilogrammes et 52 kilogr. 500.

En 1873, le *Bulletin de la réunion des officiers* publie une traduction des études des médecins russes Seeland et Stolaroff : *De l'aptitude des recrues au service militaire, déterminée par la mesure de la poitrine et le poids de l'homme.* L'importante donnée du poids y est mise en lumière.

Puis ce sont les travaux de Vallin, de Moutet dans l'*Extrait du registre médical d'incorporation du 89ᵉ de ligne*, de Gros, de Bargy et Bucquoy dans leur ouvrage considérable : *Mensuration thoracique et pesée des hommes incorporés au 143ᵉ de ligne depuis sa formation en 1874 jusqu'en 1876.*

Tous ces auteurs concluent en admettant que le poids de 50 kilogrammes et le périmètre de 75 cent. 5 paraissent être la limite de l'aptitude physique au service militaire.

Pour la première fois, en 1880, d'après une circulaire du 25 mars, le poids sert non plus seulement de base à des raisonnements théoriques, mais bien de criterium dans les levées des milices belges. La loi est mise en pratique en 1881 et 1882 ; elle établit que le «rapport entre la taille et le poids du corps ne doit pas être inférieur de plus de 7 au chiffre des décimales de la taille chez les hommes qui n'atteignent pas 1 m. 65, et de plus de 8 chez les autres».

A partir de cette époque, les recherches se multiplient.

C'est Doubre qui, en 1882, paraît assez opposé à la donnée du poids et lui préfère celle du périmètre thoracique.

En 1887, Morache consacre, dans son *Traité d'hygiène militaire*, plusieurs pages aux rapports de la taille, du poids et du périmètre thoracique.

En Angleterre, Parkes puis Longmore s'occupent de la question.

Aux États-Unis, l'instruction sur le développement établit une relation désirable entre la taille et le poids. En Portugal, on y ajoute le périmètre thoracique.

Au même moment, Lehrnbecker, médecin au 9ᵉ régiment d'infanterie bavaroise, étudie les rapports pouvant exister entre la taille, le poids et le périmètre thoracique d'une part, et la mensuration de la partie supérieure du thorax et du bassin d'autre part.

Puis ce sont les observations de Frilley sur les variations survenues pendant la période d'instruction dans la taille, le poids, le périmètre thoracique et la constitution des jeunes soldats des classes 1884 et 1885 incorporés au 16ᵉ corps d'armée et mesurés à leur arrivée à la caserne et quelques mois après.

En 1890, travail de Bouchereau.

Quelques mois plus tard, Mackiewicz présente ses observations sur les augmentations de poids, de taille et de périmètre thoracique chez les anciens soldats et chez les ajournés. Il préconise l'emploi de la bascule dans les conseils de recrutement. C'est ce qui se fait en Allemagne où Körting, dans ses recherches sur l'*Élimination des tuberculeux de l'armée*, insiste sur l'importance des fréquentes pesées.

Ravenez n'a garde d'oublier l'importante notion du poids dans son ouvrage sur *La vie du soldat*, de même que le docteur Viry dans ses *Principes d'hygiène*.

Le docteur Marty cherche à établir une échelle type des rapports devant exister entre la taille et le poids, il note la variation que présente ce rapport dans les diverses professions. Citons encore les recherches de Hammond, médecin chef de l'armée fédérale, celles de Duponchel, de Titeca, de Fetzer, médecin wurtembergeois. En 1898, dans le *Bulletin médical*, paraît l'important article de Mackiewicz : *De l'emploi des mensurations du corps pour la fixation d'un minimum de robusticité et la diminution de fréquence de la tuberculose dans l'armée.*

Enfin, tout récemment le docteur Pignet présente sa méthode de la *Valeur numérique* dans laquelle entrent trois éléments : la taille, le périmètre et le poids. La valeur numérique, c'est la valeur physique d'un homme indiquée par la combinaison rapide des trois mensurations : on l'obtient par l'addition du périmètre et du poids que l'on soustrait de la taille, on obtient ainsi un chiffre qui est la valeur numérique, et ce chiffre augmente en raison de la médiocrité de la constitution. On est alors amené à d'assez longs calculs de comparaison. Pour y remédier, l'auteur a inventé une sorte de machine à calculer.

Telles sont les recherches qui ont précédé les nôtres, sur lesquelles nous nous sommes appuyé, et que nous avons contrôlées par nos expériences personnelles. Nous allons maintenant exposer notre méthode.

EXPOSÉ DE LA MÉTHODE.

Nous nous attacherons spécialement, dans l'exposé que nous allons faire du système de recrutement, adopté par nous, à mettre en lumière le côté pratique de ce système, prouvé par l'emploi que nous en avons fait dans plusieurs tournées de revision : en 1901, d'abord, dans le département de la Drôme, puis en 1902 et cette année même 1903, dans le département du Rhône.

Notre méthode, avons-nous dit, est basée sur la relation du poids avec les décimales de la taille. En sorte que plus le nombre exprimant les kilogrammes de la pesée se rapproche de celui des décimales de la taille, plus fort et plus robuste est le sujet. Cette loi s'applique plus particulièrement aux hommes de la vingtième année, c'est-à-dire aux conscrits.

Ainsi un jeune homme de 20 ans, ayant une taille de 1 m. 70, devrait peser 70 kilogrammes pour être d'une parfaite académie. Mais si ce sujet ne pèse que 55 kilogrammes, soit 15 kilogrammes de moins que le nombre des décimales de la taille, alors on observe un homme faible qui présentera une plus grande réceptivité pour les maladies; assurément on ne peut qu'ajourner un tel sujet.

Ce qui peut paraître étrange, c'est que cette méthode si simple, bien connue, était enseignée dans nos écoles, mais y était toujours restée à l'état théorique. Trouvera-t-on partout, disait-on, une bascule pour peser les conscrits? Certes, il faut n'avoir pas quitté souvent les grandes villes pour douter que la bascule, même poinçonnée, se trouve chez les débitants des chefs-lieux de canton et de beaucoup de communes (épiciers, boulangers, etc.). De plus, nous savons que cette méthode est suivie en pays étrangers : Belgique, Allemagne, Italie.

Nous avons vu notamment qu'en Belgique la circulaire du 25 mars 1880 établit un minimum de 7 ou 8, suivant la taille, au-dessous duquel on ne doit pas descendre. Nous nous garderons bien d'adopter une pareille formule qui ne saurait convenir aux jeunes gens de notre race et au recrutement d'une grande armée dans laquelle entre tout le contingent national. Nous estimons, d'après l'observation de nos nombreuses tournées de revision, qu'on peut en France porter presque au double les limites belges, et même qu'il ne faut point les fixer d'une façon aussi ferme, attendu que ce mode d'appréciation n'est pas absolu; il présente seulement des indications sérieuses, utiles surtout pour l'examen des sujets douteux *à limite*.

C'est dans ce sens que nous l'avions pratiqué et recommandé; toutefois l'observation et l'expérience nous ont permis de constater que la différence entre la taille et le poids ne doit pas être inférieure de 12 à 15 kilogrammes au maximum pour les tailles moyennes et supérieures, tandis que pour les tailles inférieures la différence ne doit pas dépasser 7 kilogrammes. En effet, il a été facile de démontrer que tout homme pesant moins de 48 kilogrammes n'est pas apte au service et qu'il est à ajourner. Nous disions 48 kilogrammes, c'est encore trop bas, c'est 50 qu'il faut dire. Pour ce poids minimum, nous croyons être d'accord avec la plupart des médecins français et étrangers qui ont étudié l'aptitude des conscrits.

Nous nous hâtons de dire que cet accord n'est pas complet dans le monde scientifique, pour déterminer les exigences du poids des recrues. Cela peut se concevoir d'après le milieu étudié, et il serait bien difficile, pour ne pas dire impossible, de donner une formule absolue s'appliquant à toutes les races, à tous les peuples.

Ainsi le Dr Hammond, médecin-chef de l'armée fédérale, prétend que tout homme de 20 ans ne doit pas peser moins de 57 kilogrammes si sa taille est de 1 m. 65. Pour lui, toute recrue doit avoir un poids correspondant à une taille donnée. Cette opinion, énoncée au chapitre *Recrutement* de son *Manuel de l'hygiène militaire*, est basée sur une expérience acquise pendant les trois années de la sanglante guerre américaine. Parkes propose un minimum de 56 kilogrammes.

En Amérique, d'après les instructions officielles (Circul. n° 8, Washington 1875), le soldat d'infanterie doit peser au moins 46 kilogrammes. Aitken, plus difficile, demande 58 kilogrammes. En France, ces études du poids ont été poursuivies par de nombreux médecins militaires, qui, ainsi que nous l'avons vu plus haut, ne sont pas tous en accord sur les chiffres. Ces différences d'opinions nous démontrent qu'on ne saurait déterminer d'une façon absolue, mathématique, la limite minima. Dans l'obtention de toutes ces moyennes, il faut tenir compte de nombreuses causes d'erreurs. Il faut y ajouter que le plus grand nombre des observations, faites en France, ont été relevées sur des sujets déjà incorporés et non sur les conscrits visités aux conseils de revision. C'est là qu'on peut faire *de visu* la différence entre les sujets faibles et les sujets forts. Après l'incorporation, on a des sujets choisis, ayant acquis, avec un âge un peu plus avancé, une augmentation sensible de poids.

Il en est de même des modes d'appréciation publiés à l'étranger, qui ne sauraient aussi être appliqués d'une façon absolue. Nous avons cité plus haut une circulaire du service de santé belge, mais, d'autre part, le rapport de Titeca, paru dans les *Archives de médecine militaire belges* de 1883, nous apprend que l'autorité militaire fut obligée, pour les appels de 1881 à 1883, de recruter de 20 à 25 p. 100 des milices ne répondant pas aux conditions réglementaires.

Nous ne nous attarderons pas à rappeler les controverses qui eurent lieu au sujet du chiffre moyen du poids. On a voulu créer un type abstrait, idéal, n'existant que dans la mémoire ou l'imagination. Suivant notre camarade Mackiewicz, ces mesures n'ont aucune valeur pratique, «elles doivent être réservées pour les études de cabinet».

RELATIONS DU POIDS ET DE LA TAILLE
POUR LA DÉTERMINATION DE L'APTITUDE PHYSIQUE.

Ces deux facteurs nous ont suffi pour déterminer l'appréciation première des conscrits, à l'exclusion du périmètre thoracique.

La taille et le poids sont faciles à prendre, ce sont des mensurations massives, objectives, tandis que la mensuration thoracique est subjective, variable avec le sujet examiné et aussi avec l'opérateur.

Loin de nous de méconnaître les excellents résultats qui peuvent être donnés par cette mensuration thoracique, mais elle ne présente pas la précision voulue, puis elle nous paraît inutile ou du moins ne fait que confirmer les données résultant du rapport du poids et de la taille. En outre, il est reconnu que la relation, établie entre le périmètre et la taille, n'a presque plus de valeur pour les hommes de haute taille dépassant 1 m. 73 environ. Plus de 30 à 50 p. 100 des hommes de cette taille élevée ont un périmètre inférieur à la demi-taille et encore à condition de prendre le périmètre bi-mammaire. En effet, où faut-il prendre le périmètre thoracique? A quel moment? Nos anciennes instructions nous recommandaient de prendre le périmètre sous-pectoral, mais celui-ci est inférieur de 2 ou 3 centimètres au périmètre bi-mammaire.

La méthode du Dr Pignet, basée sur le total du poids et du périmètre thoracique retranché du chiffre total de la taille, est trop compliquée, avons-nous déjà dit, pour être de pratique courante. D'ailleurs nous avons pu démontrer, en séance même du conseil de revision, que cette méthode, telle qu'elle a été définie par notre camarade, donnait les mêmes résultats que la nôtre. Toutes les deux sont basées sur la même opération mathématique : la soustraction.

Il est une autre méthode, mais celle-ci très scientifique, basée sur la division des deux mêmes données que les nôtres. Le professeur Bouchard propose de diviser les deux facteurs poids et taille l'un par l'autre, d'où la formule algébrique qu'il nous propose $\frac{P}{H}$. Nous allons nous y arrêter un instant, puisqu'elle nous a été opposée par deux maîtres éminents : MM. les professeurs Lépine et Monoyer, à la séance de la Société nationale de médecine de Lyon, du 23 juin 1902. D'après M. Bouchard, il faut considérer l'homme comme un ensemble de substances organiques à forme simple, géométrique, comme un cylindre, ayant pour hauteur la taille de l'individu, pour volume le volume de l'individu et pour masse la masse de l'individu en son nombre de kilogrammes. Le savant professeur est arrivé à calculer ce qu'il appelle *le segment anthropométrique de chaque individu*. Ce segment total a pour hauteur unité : le décimètre de la taille, d'où la formule $\frac{P}{H}$, le poids P, compté en kilogrammes, divisé par la taille H, estimée en décimètres. Par conséquent la formule $\frac{P}{H}$ indique le poids et sensiblement le volume du segment moyen. Chez les hommes normaux, mais dont l'âge est celui de la maturité (de 30 à 45 ans), les mensurations de M. Bouchard sont arrivées à lui faire trouver un quotient $\frac{P}{H}$ de 4 ou voisin de 4. Ce qui lui fait conclure que le segment anthropométrique normal pèse environ 4 kilogrammes. S'il en était ainsi, ajoute-t-il, les hommes normaux ne différeraient guère que par le nombre de segments, par la taille. Il n'y a pas de segment normal unique, car il faut tenir compte d'autres éléments comme la complexion et la musculature.

La complexion, c'est ce qui concerne l'ampleur, la solidité, la charpente. Ainsi enlevez à Hercule sa puissante musculature, il garde sa large complexion. Il y a pour chaque taille un poids normal en rapport avec le degré de la complexion. Tandis que la musculature augmente ou diminue, suivant l'activité corporelle, elle fait varier le poids du corps, sans que pour cela on sorte de l'état normal; les variations au-dessus et au-dessous du type normal se reconnaissent aisément. L'œil nous dit si un corps est plus ou moins musclé qu'il ne l'est dans le type moyen. Ce qui est difficile, c'est l'appréciation du degré de la musculature. Après avoir établi le segment normal, il reste à définir le segment réel suivant l'âge de l'individu; on en obtient le poids par la mesure de la taille et du poids du sujet. Il y a lieu de le comparer au segment moyen qui est calculé sur les hommes de 30 à 45 ans. Le segment réel varie avec la corpulence et l'adiposité que l'on observe aux différents âges.

De cet exposé scientifique, il ressort que la seule donnée vraie de la mesure anthropométrique de l'individu résulte des rapports du poids à la taille; que l'on considère l'individu dans son entier, ou qu'on le décompose en segments, comme le fait M. Bouchard, c'est toujours la même relation du poids à la taille. La solution de sa formule algébrique est-elle pratique au conseil de revision? Et puis le savant professeur a-t-il porté ses études sur les conscrits, sur les jeunes gens de 20 à 25 ans? Il a étudié l'homme fait de 30 à 45 ans, c'est là l'homme normal pour lui, au sujet duquel il émet cette juste conclusion : *l'homme normal a seul une nutrition normale*, et il ajoute que le poids d'un homme normal se déduit de sa taille. Mais il ne faut pas oublier que l'homme n'est pas entièrement développé au moment du conseil de revision. Il faut l'attendre plusieurs années, et cela est tellement vrai que, durant notre passage dans divers régiments, nous avons pu voir la plupart des recrues augmenter de poids, de taille et de périmètre thoracique, depuis le jour de leur incorporation jusqu'à celui de leur libération. J'en ai fait maintes fois la preuve, et tous mes camarades de l'armée peuvent aussi confirmer ce fait de pratique courante. Ils diront tous que les soldats qui ont perdu du poids ou du périmètre thoracique sont ceux qui ont été le plus souvent et le plus gravement malades.

Le professeur Bouchard parle aussi de mode d'appréciation par le rapport du poids au nombre des centimètres de la taille. Il dit que cette formule semble vraie pour les tailles comprises dans les limites restreintes de 1 m. 25 et 1 m. 75. Au-dessous de 1 m. 68, le poids normal est sensiblement plus fort que le nombre des décimales; au-dessus de 1 m. 75, il est sensiblement plus faible. Il traite d'empirique cette formule, mais il n'a vu que les hommes d'âge adulte. S'il avait examiné uniquement comme nous des milliers de jeunes conscrits, dans les conseils de revision et dans les régiments, il aurait pu se rendre compte que cette formule, si empirique qu'elle lui paraisse, est cependant celle qui indique le mieux la mesure de l'homme à cet âge, considéré dans son état de vitalité constitutionnelle.

La solution de la formule du Dr Bouchard est-elle pratique au conseil de revision? Le quotient de cette division $\frac{P}{H}$ donne-t-il une indication frappante comme celle résultant de la soustraction du poids des décimètres de la taille? C'est la simplicité de cette méthode d'appréciation qui a plu, car celle-ci permet aux personnages siégeant au conseil de revision, d'avoir tout de suite un premier élément pour apprécier le conscrit se présentant devant eux.

La pesée est simple et facile; dans tous les chefs-lieux de canton on trouve des bascules. Le ministre vient d'en réglementer l'usage dans les conseils de revision. On pourrait même avoir une toise-bascule, comme on en trouve en pays étrangers. En France, il y a bien de ces machines automatiques dans les gares ou les promenades publiques, mais l'administration des poids et mesures ne les a pas contrôlées.

J'ai fait la tournée de revision de plusieurs départements, à savoir :

l'Isère, la Meuse, la Sarthe, la Drôme deux fois, en 1887 et 1901 ; le Rhône deux fois, en 1902 et 1903. Je n'ai commencé à me servir de la pesée pour apprécier l'aptitude des conscrits qu'après avoir fait la tournée des premiers départements. Je trouvais le mode d'appréciation bien primitif, tel que le donnaient la taille et le périmètre, et je cherchais s'il n'y aurait pas un autre moyen plus pratique d'examen. Je n'eus pas de peine à faire comprendre que la bascule serait utile dans l'appréciation, et bientôt je fus encouragé de tous côtés par les personnages composant le conseil de revision et, en particulier, dans le département de la Drôme où la méthode fut pratiquée dans tous les chefs-lieux de canton. La pratique de cette méthode fut signalée, en 1901, par les journaux politiques de Paris et de la province ; je m'empresse de dire que je fus complètement étranger à ces relations de presse, dont je reçus de nombreuses coupures par l'intermédiaire de l'agence dite *Courrier de la Presse*. Il y a lieu de remarquer que tous les journaux, quelle que fût leur opinion politique, furent unanimes à relater cette méthode et à en demander la vulgarisation. C'est ce qui a été fait.

La nouvelle instruction ministérielle sur l'aptitude physique, en date du 31 janvier 1902, a introduit la bascule dans les instruments du conseil de revision, et, par deux circulaires spéciales, parues au début même des conseils de revision de cette année-ci. Jusqu'à ce jour, les commandants de recrutement n'avaient, pour établir l'affectation aux diverses armes, que la taille, sans aucun souci du poids. Le ministre a fixé les poids minimum et maximum des cavaliers avec la taille correspondante.

Le poids de tous les conscrits a été noté, et l'on a vu tout de suite, en opérant, combien cette annotation serait utile, surtout pour les ajournés. En effet, l'année suivante, on peut comparer le poids de ceux-ci avec celui qu'ils avaient l'année précédente.

J'ai été appelé, l'année dernière et encore cette année, à faire la tournée de revision du Rhône, afin de démontrer moi-même l'application pratique de ma méthode. Pour les ajournés des classes précédentes, j'ai montré mon embarras, en ne connaissant pas leurs poids antérieurs, ne sachant s'ils avaient augmenté, diminué ou s'ils étaient restés stationnaires, et cependant ils avaient un ou deux ans de plus. Tout sujet qui, de 20 à 25 ans, n'augmente pas de poids ou en perd est un sujet suspect, voué à une morbidité constitutionnelle.

L'an prochain, les médecins auront un indice certain pour l'appréciation des ajournés ; ils sauront le changement survenu pour le poids de chacun d'eux et pourront mieux apprécier la robustesse du sujet. En Allemagne, cette question n'est plus à l'étude, comme chez nous, elle est entrée dans le domaine pratique. Dès l'incorporation des recrues, on met en observation les sujets faibles, douteux, dans des casernes particulières ; on les pèse tous les huit jours durant trois mois. Au bout de ce temps, on ajourne, c'est-à-dire on renvoie dans leurs foyers ceux qui ont perdu du poids ou bien qui n'ont pas augmenté. On les tient comme suspects de tuberculisation.

Il est bien démontré aujourd'hui que le conscrit ne prend pas la tuberculose à la caserne, mais qu'il l'y apporte en germe. L'armée est un réactif très sensible pour le bacille de Koch; elle offre un terrain favorable à sa culture avec les nouvelles conditions de vie imposées au jeune homme enlevé aux champs, à l'usine, à l'étude, enfin à la vie ordinaire dans laquelle il est venu au monde, il a été élevé, il a vécu jusqu'alors. C'est ce qui est mis en évidence par les nombreux travaux des médecins militaires et entre autres Kelsch, Granjux, Doubre, Mackienvicz, Merz, etc.

Cette méthode est entrée de plain-pied dans le domaine scientifique avec la thèse que le docteur Schwœbel a présentée, le 30 janvier 1902, à la Faculté de médecine de Lyon, devant un jury présidé par M. le professeur Lacassagne. J'eus l'honneur d'assister à la soutenance de ce travail inaugural et le plaisir d'entendre les judicieuses observations des membres de ce jury dont j'ai pu faire mon profit et que je vais exposer en quelques mots.

M. le professeur Lacassagne fait remarquer, avec juste raison, que le Dr Schwœbel n'avait point indiqué pour les obèses la limite minima de ceux qui doivent être reconnus aptes au service militaire.

Durant ma récente tournée de revision dans le Rhône, j'ai mis à profit cette observation, et il m'a été facile de démontrer que les obèses, dont le poids excède 20 kilogrammes au-dessus des décimales de la taille, sont à classer dans le service auxiliaire. Ainsi un conscrit de 1 m. 70 pesant 90 kilogrammes n'est plus apte au service armé.

M. le professeur Lacassagne disait encore que l'âge de 20 à 25 ans est un âge de transition, où le sujet n'est pas entièrement développé, et il citait des jeunes gens, justement ajournés ou exemptés au conseil de revision par suite de faiblesse de constitution, qui ont pris 5 à 10 kilogrammes par an, et sont arrivés à peser, à 25 ans, les décimales de leur taille. Les obèses sont donc à refuser dans les limites indiquées plus haut, car les organes : foie, cœur, etc., sont gras.

Les compagnies d'assurances peuvent encore trouver dans les relations du poids à la taille des données précieuses pour assurer leurs clients. En effet, les personnes pesant plus de 100 kilogrammes ne sauraient être assurées.

Voilà de nouveaux aperçus indiqués par M. le professeur Lacassagne, à qui je dois des remerciements publics, car c'est lui l'initiateur de cette thèse, c'est lui aussi qui m'a encouragé dans la pratique de cette méthode... on ne rompt pas toujours sans peine avec la routine!... Mais j'ai retrouvé, à Lyon, dans le savant professeur, le maître et le chef bienveillant d'autrefois, toujours ami du progrès. Durant sa carrière militaire,

M. le professeur Lacassagne avait fait des études sur le même sujet; il avait remarqué, avec le médecin-major Doubre, que les cuirassiers présentaient une plus grande différence de poids et de taille que les chasseurs à pied, et que la morbidité des grands cavaliers est plus élevée que celle observée chez les petits chasseurs.

Avec le professeur Florance, nous avons entendu des observations analogues au sujet des obèses. La graisse serait, disait-il, un produit de la tuberculose, et il comparait les tuberculeux gros à ces gros bœufs charollais, qui sont presque tous tuberculeux. Sans doute il faut distinguer ceux qui sont gros par suite de l'ossature ou de la graisse.

Par contre, un des autres examinateurs disait qu'il serait curieux d'étudier le poids des jokeys, relativement à leur taille, et de savoir ce qu'il en est d'eux à ce point de vue, et s'il est un certain degré d'amaigrissement au-dessous duquel l'organisme ne peut descendre.

Quant aux sujets suspects de tuberculisation, il y aurait lieu surtout de les placer dans les régiments de montagne, dans les corps alpins où ils feraient de l'aérothérapie... et non dans les bureaux ou dans les casernes situées à de basses altitudes, où ils végètent et s'étiolent. Aujourd'hui cette question s'impose à l'étude avec la réduction prochaine du service.

La pesée n'est pas seulement utile pour le recrutement de notre armée, elle est aussi utile dans la pratique journalière des malades. Ce n'est pas sur la bonne mine qu'on doit apprécier l'état de santé, c'est aussi, c'est surtout par la pesée qu'on peut se rendre compte des progrès d'un convalescent de fièvre typhoïde ou de la déchéance d'un tuberculeux. Pour ma part, je pesais mes malades tous les huit jours quand j'étais chargé d'un service hospitalier.

Avant de terminer cette communication, je dois revenir sur l'annotation des conscrits, pratiquée en conseil de revision. Le Ministre vient d'interdire l'inscription des trois indications suivantes : *numéro de tirage, taille, poids*, faite au moyen d'un crayon dermographique sur le haut du thorax des conscrits.

Jamais aucune observation n'a été faite à ce sujet; jamais la moindre protestation n'a été entendue soit de la part des conscrits, soit de celle des assistants, et cependant cette inscription a été pratiquée dans le département du Rhône, et à Lyon notamment, ville essentiellement jalouse de la liberté individuelle.

La visite des conscrits prête bien autrement à la critique par l'exposition publique des infirmités : hernie, bosse, anorchidie, etc. Mais c'est l'ordre, et nous l'avons exécuté dès qu'il nous a été donné. Alors nous avons proposé le procédé suivant, et dans nos dernières séances du conseil on a pu se rendre compte de sa facilité et de son utilité pratique.

Chaque conscrit se présente avec une feuille d'appel ou une feuille de renseignement dont le verso est blanc. Les gendarmes marquent sur ce verso, avec un crayon bleu, en gros caractères, les trois indications : *numéro, taille* et *poids*. Chaque conscrit remet sa feuille au commandant de recrutement, qui la conserve pour l'affectation à faire. Ainsi rien n'est changé, et les opérations de conseil de revision resteront plus faciles avec la pesée des conscrits et l'inscription des trois indications, importantes pour l'identité et l'appréciation des sujets.

En résumé, cette façon d'opérer a supprimé le brouhaha des séances et rendu plus facile la visite des jeunes hommes appelés à défendre le pays.

BON RECRUTEMENT DE L'ARMÉE
ET SON INFLUENCE SUR L'ÉTAT SANITAIRE DES TROUPES.

Nous venons de voir quel paraît être le meilleur mode de procéder au conseil de revision ; occupons-nous de voir maintenant s'il n'y a pas d'autres desiderata à formuler pour le mode de recrutement.

Depuis que la constatation douloureuse de l'élévation de la mortalité a été faite à la tribune du Sénat par le Ministre de la Guerre lui-même, une émotion bien justifiée s'est emparée du public et, depuis ce jour, savants et publicistes multiplient à l'envi les articles et les travaux sur la santé des troupes, la statistique médicale, les conseils de revision. . etc. La question est à l'ordre du jour, et la discussion, au Sénat, de la loi de deux ans lui donne un redoublement d'actualité. De tous les écrits publiés et des critiques formulées contre les conseils de revision, nous ne retiendrons que les articles de M. Dumas, parus dans la *Revue scientifique* de décembre 1902 et du 17 janvier 1903 ; ils résument assez bien les reproches que le public fait en général aux conseils et à la vie de caserne. M. Dumas estime que ce sont là les deux principales causes de l'élévation de la mortalité de l'armée française. Pour ce qui est du conseil de revision, il dit : «Pendant que toutes les opérations du recrutement se modifient, se perfectionnent, la plus importante et sans contredit la plus imparfaite reste ce qu'elle était, ou peu s'en faut, sous la Restauration». Ceci est vrai au point de vue de la composition du conseil. Mais quand l'auteur s'exerce à critiquer et à plaisanter les médecins militaires en leur attribuant maintes erreurs de diagnostics, qu'il se plaît à rapporter dans de nombreuses anecdotes, nous nous permettrons de lui faire remarquer qu'il serait encore bien plus facile de trouver de ces erreurs dans la clientèle et même à l'hôpital, qu'en général les médecins militaires mettent tous leurs soins à l'examen des conscrits, que s'ils sont parfois induits en erreur, les conséquences n'en sont pas graves, puisque l'incorporation est précédée d'une visite de départ où l'on arrête les cas morbides méconnus ou aggravés, ou survenus depuis le conseil, qu'au régiment la visite d'incorporation permet encore un triage, à la suite duquel la réforme fait sortir de l'armée tous les cas d'inaptitude.

Je dois cependant convenir que j'ai été moi-même frappé des faibles moyens d'appréciation mis à la disposition des membres du conseil de revision ayant voix délibérative, qui, appelés à prendre une décision très grave sur la vie des hommes examinés, ne pouvaient se baser sur aucune donnée scientifique à portée de tous, même des profanes ; je ne parle pas, en effet, du périmètre thoracique dont j'ai montré plus haut le peu de précision et qui, du reste, est supprimé depuis 15 ans comme criterium. C'est cette considération qui m'a poussé à introduire la bascule dans les conseils, tout en me gardant, comme on me l'a cependant reproché, de vouloir poser une formule absolue ; je n'ai voulu donner que des indications importantes, mais pour le public qui a l'esprit simpliste, il me fallait bien présenter ce système sous une forme compréhensible à tous. Celle-ci est un grand progrès apporté dans le fonctionnement des conseils de revision, si j'en crois les approbations que j'ai reçues de toute part, surtout des membres des conseils de revision.

Pour répondre à une autre critique de M. Dumas, je dirai que, depuis 3 ans, le nombre des médecins aux conseils de revision a été augmenté en proportion du nombre des conscrits à examiner. Il est de 1 pour moins de 100 conscrits, de 2 au-dessus de 100 et de 3 au-dessus de 200. Ces médecins se relayent toutes les demi-heures ou bien après l'examen de 40 à 50 conscrits chacun. De plus, les conscrits, ayant besoin d'une attention spéciale, sont percutés, auscultés à part par le ou les médecins inoccupés. J'estime donc que les critiques de M. Dumas tombent mal, elles auraient pu s'appliquer au temps passé, mais depuis quelques années, de grands progrès ont été réalisés ; il semble les ignorer.

On a proposé d'adjoindre aux médecins militaires un médecin civil. Je ne m'y opposerais pas, à condition que ce dernier soit pris en dehors du canton et même de l'arrondissement, et qu'il n'ait aucune attache politique (qu'il ne soit ni conseiller municipal, général, etc.).

Le député Lachaud a proposé la production d'un certificat médical que le médecin militaire devra lire et dont il devra tenir compte s'il y a lieu. Il serait même bon d'établir un bulletin médical donnant des renseignements de famille, des maladies éprouvées par le conscrit et ses parents.

Ainsi donc on ne peut nier que de notables améliorations ont été apportées depuis quelque temps au recrutement des conscrits pour le bien de tous et la force de l'armée.

PRÉPARATION AU BON RECRUTEMENT DE L'ARMÉE.

C'est dès le jeune âge, par des soins vigilants et une hygiène sévère, que nous devons tous élever des enfants capables de faire de bons soldats plus tard.

C'est surtout dans les écoles qu'il faut surveiller le développement des enfants, se rendre compte, par des pesées fréquentes, s'ils se développent suivant les lois normales de la croissance. Dans les ateliers, dans les usines, un semblable examen devra être prescrit. Car n'oublions pas que la tuberculose, cette grande dépopulatrice de nos temps modernes, en s'attaquant à un organisme quelconque, commence presque toujours par déterminer une diminution de poids.

Soignez l'enfant, soignez sa santé, et vous verrez le développement de son organisme s'effectuer plus rapidement et plus solidement. Comparez le développement des arbustes ou des plantes bien soignés, bien logés avec celui des plantes exposées à toutes les vicissitudes atmosphériques, et vous verrez la différence.

Il en est de même pour nos organismes humains.

Dans l'antiquité, ces principes étaient admirablement suivis, et nous sommes étonnés du retard de notre civilisation sur celles dont l'histoire parle encore.

Aussi le recrutement des armées était-il possible à un âge moins avancé que le nôtre. A Sparte, les jeunes citoyens étaient soldats à 20 ans. A Athènes, ils l'étaient à 18. A Rome, le service militaire était obligatoire à 17 ans.

Mais cet appel précoce était rendu possible par l'éducation des adolescents qui n'était, en réalité, qu'une préparation continue au métier des armes.

Dans la récente guerre sud-africaine, n'avons-nous pas lu le récit d'enfants boërs guerroyant avec leurs parents?

On s'occupe du service de deux ans : il s'impose, mais il faut préparer nos jeunes gens à l'école, à l'atelier, aux champs.

Il faut assurer le développement normal de leur organisme par une hygiène publique et individuelle éclairée et mieux suivie.

Conserver, améliorer, persévérer, voilà les trois grandes tâches de l'hygiéniste.

En effet, l'hygiène a premièrement pour but de rechercher les moyens propres à conserver la santé, qui est le premier des biens et des capitaux, ce bien précieux par excellence, *le plus beau présent que Nature sache faire,* pour parler comme Montaigne.

DE LA MORTALITÉ DANS L'ARMÉE. RAPPORTS OFFICIELS (TUBERCULOSE).
CONCLUSION.

En terminant cette étude nous voulons examiner quelle est la situation sanitaire de notre armée, comparée à celle des armées étrangères, et quelles sont les principales causes de mortalité.

Lisons d'abord ce petit tableau qui indique la mortalité annuelle moyenne, dans les cinq grandes armées européennes. Cette moyenne est

calculée sur les statistiques publiées pendant les cinq dernières années
1896 à 1901.

ARMÉE MÉTROPOLITAINE.	MORTALITÉ ANNUELLE MOYENNE pour 1,000 hommes d'effectif.
Allemagne..	2.32
France..	4.58
Italie...	4.67
Autriche..	5.06
Russie..	5.01

Ainsi la mortalité de l'armée française, moins élevée que celle de l'Italie,
de l'Autriche et de la Russie, est près du double de celle de l'Allemagne.

Nous avons dit que toute la question d'une armée forte, vigoureuse,
est dans le recrutement. Les Allemands l'ont compris depuis longtemps,
et le leur est excellent. Il faut dire que leur contingent annuel est choisi,
par une sélection rigoureuse, sur un groupe de jeunes gens trois fois plus
nombreux qu'en France, aussi le choix de nos voisins s'exerce-t-il sur un
maximum d'aptitude, tandis que chez nous c'est sur un minimum d'aptitude que le conseil de revision statue. Sur 5 hommes, les Allemands en
prennent 1 ; nous, nous en prenons 3. En outre, les réformes sont prati-
quées plus largement en Allemagne, et les recrues, paraissant faibles, sont
mises en observation dans des casernes particulières et pesées pendant
trois mois, tous les huit jours. Au bout de ce temps, on ajourne ceux qui
n'ont pas augmenté de poids ; on les tient comme suspects de tuberculose.

Ce dernier mot indique la grande maladie de notre armée et aussi de la
population civile. Voilà la grande ennemie. Assurément la fièvre typhoïde
est encore plus meurtrière, puisque, sur 1,000 décès, elle est responsable
de 236 cas. Mais c'est qu'on ne peut renvoyer dans leurs foyers les hommes
qui en sont atteints ; ils sont forcément soignés dans les hôpitaux militaires. Tandis que les tuberculeux sont renvoyés le plus tôt possible dans
leur famille... et hélas ! ce renvoi a fait augmenter la tuberculose dans la
population civile. C'est pour cela qu'il faudrait créer des sanatoria spéciaux
pour nos soldats pauvres, qui, réformés, vont mourir de misères près de
leurs parents. Ils ne peuvent travailler, ils sont une cause de gêne pour
eux et, en outre, ils sont des foyers de contagion ; leurs bacilles forment
des victimes nouvelles dans leur entourage. Cette question est bien faite
pour tenter nos sénateurs et députés, pénétrés des nobles et grandes idées
d'humanité et de mutualité sociale.

Mais reprenons notre étude officielle de la tuberculose dans l'armée. Ses ravages s'accroissent tous les jours; la mortalité, pour cette maladie, a été de 0.89 pour 1,000 en 1900; elle fut de 0.98 pour 1,000 en 1902.

On ne saurait trop le redire, la tuberculose n'est contractée que rarement à la caserne. Elle y est apportée en germe; ceci est bien démontré, même chez les autres nations. Le médecin général Scherning, attaché à la direction du service de la guerre en Prusse, a déclaré, au Congrès de Berlin, en mai 1901, que les militaires contractent la tuberculose en dehors du service, dans leurs rapports avec la population, abstraction faite, ajoute-t-il, de ce que la moitié environ des soldats phtisiques sont déjà atteints de tuberculose latente au moment de leur incorporation.

Ces affirmations sont confirmées par ce fait qu'en Allemagne, comme en France, les corps d'armée les plus frappés par la tuberculose sont ceux qui sont stationnés ou recrutés dans les régions où cette maladie est la plus répandue dans les populations civiles.

De tout ce qui précède, il découle que c'est surtout les jeunes gens tuberculeux ou candidats à la tuberculose qu'il importe d'éliminer de l'armée; c'est sur ce point que doivent se porter l'attention et la sollicitude des conseils chargés du recrutement. C'est, pénétré de cette idée, que nous avons poursuivi nos études et mis en pratique l'expérience acquise pendant notre carrière déjà longue, trop heureux si nous avons pu obtenir un résultat favorable, en travaillant à l'amélioration sanitaire de notre armée et au bien de la France.

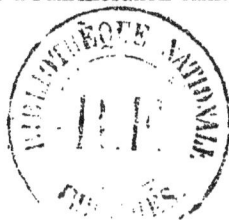

www.ingramcontent.com/pod-product-compliance
Lightning Source LLC
Chambersburg PA
CBHW070209200326
41520CB00018B/5569